UNIVERSITÉ DE CA

CLINIQUE CHIRURGICALE DE L'HOTEL-DIEU

LES ACCIDENTS DU TRAVAIL

ET LA CHIRURGIE MODERNE

Les Premiers soins à donner aux Blessés

(LEÇONS du SAMEDI 18 et du MARDI 21 NOVEMBRE 1905)

Dr P. BARETTE,

PROFESSEUR DE CLINIQUE CHIRURGICALE,
MEMBRE DE LA SOCIÉTÉ DE CHIRURGIE DE PARIS,
ANCIEN INTERNE DES HOPITAUX DE PARIS,
ANCIEN PROSECTEUR ET CHEF DE CLINIQUE CHIRURGICALE
DE LA FACULTÉ DE MÉDECINE DE PARIS.

CAEN

LOUIS JOUAN, ÉDITEUR

Libraire des Bibliothèques Publique et Universitaire

98, RUE SAINT-PIERRE, 98

1906

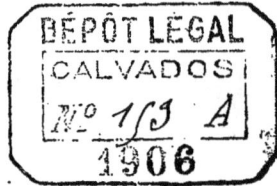

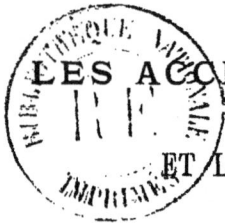

LES ACCIDENTS DU TRAVAIL

ET LA CHIRURGIE MODERNE

UNIVERSITÉ DE CAEN

CLINIQUE CHIRURGICALE DE L'HOTEL-DIEU

LES ACCIDENTS DU TRAVAIL

ET LA CHIRURGIE MODERNE

Les Premiers soins à donner aux Blessés

(LEÇONS du SAMEDI 18 et du MARDI 21 NOVEMBRE 1905)

Dr P. BARETTE,

PROFESSEUR DE CLINIQUE CHIRURGICALE,
MEMBRE DE LA SOCIÉTÉ DE CHIRURGIE DE PARIS,
ANCIEN INTERNE DES HOPITAUX DE PARIS,
ANCIEN PROSECTEUR ET CHEF DE CLINIQUE CHIRURGICALE
DE LA FACULTÉ DE MÉDECINE DE PARIS.

~※~

CAEN

LOUIS JOUAN, ÉDITEUR

Libraire des Bibliothèques Publique et Universitaire
98, RUE SAINT-PIERRE, 98

1906

ACCIDENTS DU TRAVAIL

ET LA CHIRURGIE MODERNE

Les premiers soins à donner aux Blessés

MESSIEURS,

Dans les premiers jours qui ont suivi votre rentrée dans le service de la clinique, vous avez pu observer un cas de blessure très grave du membre inférieur. Un jeune homme vigoureux, âgé de 26 ans, conducteur aux Tramways, tombait sur la voie entre Ranville et Cabourg, les roues d'un wagon lui brisaient une jambe. Porté à Dives, il recevait les soins du médecin; conduit dans notre service, il était visité et pansé de nouveau avec toutes les précautions antiseptiques. Je le voyais un soir, à six heures, l'état local et l'état général étaient satisfaisants. Dans la nuit, la fièvre s'allumait, et le lendemain matin, à huit heures, je constatais que la jambe blessée était livide, que des gaz fétides s'exhalaient de la plaie, qu'en un mot, une complication des plus redoutables, la *gangrène gazeuse foudroyante,* s'était emparée de la blessure. J'essayai de faire la part du feu, d'arrêter le mal, de lutter contre l'infection générale par tous les moyens que nous avons en notre pouvoir, tout fut inutile ; après une lutte de trois ou quatre jours, le pauvre blessé succombait aux suites d'un accident survenu au cours de son travail.

Ce cas malheureux m'a incité à vous exposer un ensemble de questions du plus haut intérêt dans la pratique de chaque jour, de les grouper sous ces deux têtes de chapitre que nous étudierons successivement : *Les accidents du travail et la chirurgie moderne. — Les premiers soins à donner aux blessés.*

CHAPITRE 1er

La loi des Accidents du travail et la Chirurgie moderne.

———

Une loi essentiellement humanitaire, promulguée le 9 avril 1898, modifiée le 22 mars 1902, dite *loi des accidents du travail,* détermine ainsi les responsabilités en cas de blessures et les indemnités qui en découlent :

ARTICLE PREMIER. — Les accidents survenus par le fait du travail ou à l'occasion du travail aux ouvriers et employés occupés dans l'industrie du bâtiment, les usines, manufactures, chantiers, les entreprises de transport par terre et par eau, de chargement et de déchargement, les magasins publics, mines, carrières et, en outre, dans toute exploitation ou partie d'exploitation dans laquelle sont fabriquées ou mises en œuvre des substances explosives, ou dans laquelle il est fait usage d'une machine mue par une force autre que celle de l'homme ou des animaux, donnent droit, au profit de la victime ou de ses représentants, à une indemnité à la charge du chef de l'entreprise, à la condition que l'interruption de travail ait duré plus de quatre jours.

Cette dernière clause a été fort justement abolie et maintenant l'indemnité est de droit à partir du jour même de l'accident.

ART. II. — Dans les cas prévus à l'article ci-dessus, l'ouvrier ou employé a droit :

Pour l'incapacité *absolue et permanente,* à une rente égale aux *deux tiers* de son salaire annuel.

Pour l'incapacité *partielle et permanente,* à une rente égale à la *moitié* de la réduction que l'accident aura fait subir au salaire.

Pour l'incapacité *temporaire,* à une indemnité journalière égale à la *moitié* du salaire touché au moment de l'accident et à partir du moment de l'accident.

Dans la pratique, la plupart du temps, les patrons ou employeurs se déchargent de leurs obligations sur les compagnies d'assurances accidents, qui ont alors à régler les honoraires médicaux et les indemnités ou les pensions.

Mais, ne l'oubliez pas, le médecin n'a pas à tenir compte de l'interposition de la compagnie d'assurances, d'après l'esprit de la loi, c'est toujours avec l'employeur qu'il devra traiter, s'il l'exige.

Examinons maintenant les deux termes de la situation créée par l'accident du travail : d'une part, le blessé ; d'autre part, le patron. Les intérêts des deux sont communs et connexes.

Il serait d'abord à désirer que le nombre des accidents du travail diminuât, que l'on pût éviter, dans les conditions du travail journalier, le plus de blessures possible. La surveillance des ateliers par les patrons ou leurs préposés, l'observation rigoureuse des règlements affichés dans les locaux du travail, les instructions données par les contremaîtres expérimentés peuvent faire éviter beaucoup d'accidents. La loi prescrit l'adaptation aux machines et aux appareils dangereux de moyens d'isolement qui protègent l'ouvrier et l'empêchent d'être saisi par un engrenage, ou entraîné par une courroie. Des inspecteurs du travail sont chargés par l'État de surveiller si toutes ces précautions sont bien exécutées. Malgré tout, et bien qu'on évite beaucoup d'accidents, il en arrive encore trop ; plus de 200.000 sont enregistrés en France chaque année, au Ministère du Commerce et de l'Industrie.

Il est bon, à ce propos, de signaler une cause malheureusement fréquente : je veux parler de l'alcoolisme. La loi française rend responsable le patron dont l'ouvrier a été victime d'un accident, étant en état d'ivresse. Le patron ou le chef d'industrie doit surveiller l'ouvrier et l'empêcher de travailler s'il est ivre ; fût-il même dans l'impossibilité absolue d'exercer cette surveillance, il est responsable. Dans les lois d'autres pays, au contraire, le blessé du travail, qui était en état d'ivresse au moment où il a été victime d'un accident, n'a droit à aucune indemnité. L'ouvrier, connaissant cet article du règlement, s'observe davantage et ne s'expose point avec l'insouciance que nous voyons si souvent.

Si l'on ne peut voir disparaître les blessures, il faut au moins *arriver à les réduire à leur minimum de gravité*. Et là, Messieurs, il est un principe qu'il faut graver profondément dans vos esprits : « De la rapidité et de la correction des premiers soins dépend presque toujours l'évolution ultérieure de la blessure ».

Il faut donc toujours chercher à obtenir le plus rapidement possible la guérison anatomique et fonctionnelle des membres blessés.

En obéissant à ces diverses indications, on arrive à *diminuer le temps de l'incapacité du travail* causée par l'accident et variable avec la durée du temps nécessaire pour arriver à la guérison. Cela est au grand avantage du blessé, puisque la loi ne lui accorde que la moitié de son salaire journalier.

En second lieu, on arrive à *diminuer la valeur de l'incapacité* ultérieure au travail.

En effet, Messieurs, tout homme qui travaille représente une valeur produisant un revenu dont il est le premier à jouir et à l'aide duquel il pourvoit à ses besoins et à ceux de sa famille. Supposons un revenu de 5 francs par jour. L'accident arrive et produit d'abord l'incapacité temporaire qui est payée 2 fr. 50, le revenu diminue donc de 50 %, moins l'incapacité durera, moins la perte sera grande. L'accident guéri intégralement, le revenu redevient ce qu'il était auparavant; mais si la capacité au travail reste diminuée d'un tiers, d'un quart, le salaire ou revenu baissera d'autant et la loi encore n'accordera que la moitié ou les deux tiers de la valeur de cette diminution comme indemnité.

Il faut donc que le blessé guérisse le plus rapidement et le plus parfaitement possible ; *c'est lui* qui vous le demande, *c'est le patron* qui le réclame également.

A qui, Messieurs, d'assurer l'exécution de cette nécessité ? C'est au médecin ; c'est sur le médecin, dont les connaissances dans la partie chirurgicale de son art doivent être toujours à la hauteur de sa tâche, que repose le soin de diriger sans défaillance la guérison de la blessure.

Nous ne saurions trop faire, Messieurs, nous ne saurions trop chercher les meilleures méthodes, pour perfectionner, pour être toujours aptes à bien traiter une blessure, si grave qu'elle puisse être.

En effet, d'une part, la loi accorde à tout blessé du travail le *choix* de son médecin. D'autre part, le patron ou l'assurance qui se substitue à lui, peuvent chercher à imposer ou à conseiller au blessé un médecin de leur choix, dans lequel ils remettent leur confiance. Mais légalement l'ouvrier est toujours libre d'accepter ou de refuser sans que le patron ou l'assurance puissent se dérober et refuser le paiement de ceux-ci. Afin d'éviter les contestations sur le quantum des honoraires, une commission, instituée par arrêté du 20 mai 1905 au Ministère du Commerce et de l'Industrie, a proposé un tarif spécial des honoraires médicaux pour les accidents du travail. Il semble tendre à rapprocher ces honoraires de ceux touchés par le service de l'assistance des indigents; il est fait dans le plus grand intérêt des compagnies d'assurances et il est à espérer que les syndicats et les associations médicales professionnelles, qui ont été insuffisamment consultés, arriveront à en obtenir l'amélioration.

Quoi qu'il en soit, et quel qu'il soit accepté ou choisi, le médecin traitant endosse la responsabilité du traitement.

Il doit donc s'armer de tout son *savoir*, de toute sa *conscience* et de tout son *dévouement* pour arriver aux meilleurs résultats. Voilà quelles sont les graves obligations qui retombent sur nos têtes.

Heureusement, Messieurs, je le souhaite pour vous, nul ne doutera de votre savoir, tous vanteront votre dévouement; mais si, un jour, un mauvais cas se présente, si un concours malheureux de circonstances amenait une issue fatale, sachez bien qu'il pourra se trouver des gens malintentionnés ou jaloux qui pourront vous jeter la pierre. Sachez bien aussi que rien dans la loi française ne vous met à l'abri des revendications ou des poursuites pour fautes *lourdes* ou *légères*. Vous pourrez être poursuivis par la rapacité, l'ignorance et la mauvaise foi, et vous ne serez jamais jugés par vos pairs. Un praticien laborieux, droit et intègre pourra être poursuivi et condamné quand les empiriques et les rebouteurs ne seront même pas inquiétés.

Cette loi sur les accidents du travail a imprimé à la chirurgie moderne une sorte de courant d'idées nouveau. La question de l'incapacité de travail, la crainte des complications nous mettent pour ainsi dire dans un état d'âme particulier, en face d'un accident grave.

On a vu surgir, ces années dernières, toute une littérature nouvelle sur la médecine et la chirurgie des accidents du travail. Les diverses juridictions, justices de paix, tribunaux civils, cour de cassation ont eu à statuer sur des contestations entre blessés et patrons. Nombre de médecins ont eu à fournir certificats, rapports médico-légaux et rapports d'expertises; quelques-uns ont voulu même faire encore une sorte de spécialisation. Je m'élève fortement contre cette tendance. Que par leur situation dans les hôpitaux ou l'enseignement, un certain nombre de praticiens soient plus habitués à la pratique de la chirurgie des blessures, principalement dans les cas graves, je ne le conteste pas. Mais les blessures minimes ou graves se rencontrent partout, aussi bien au fond des campagnes que dans les grands centres industriels; sur les grandes routes sillonnées d'automobiles aussi bien que sur les lignes de chemins de fer. Et, en dehors des blessés régis par la loi des accidents du travail, combien de gens riches ou peu fortunés sont assurés contre les accidents; combien aussi ne le sont pas. C'est pourquoi la thérapeutique des blessures est du domaine de tout praticien et nul ne doit en ignorer les principes et l'application.

Pour que cette thérapeutique soit toujours conduite au mieux des intérêts du blessé quel qu'il soit, deux conditions sont essentielles, il faut savoir bien reconnaître l'état d'un blessé et savoir bien prévoir l'évolution et la terminaison de la blessure: c'est le Diagnostic et le Pronostic.

Je reconnais que ces chapitres un peu frustes dans nos anciens traités classiques ne peuvent que gagner en précision et en intérêt, sous la poussée de ces idées nouvelles.

Et comme conséquence, la thérapeutique, spécialement dans la chirurgie des membres, qui sont les instruments vivants du travail, a acquis et y acquerra encore une précision plus grande et des résultats plus parfaits. A vous tous de le méditer et de le comprendre.

Le diagnostic réclame deux qualités indispensables, absolument capitales, il doit être *prompt,* il doit être *complet*.

Ne mettez jamais de retard dans la recherche des signes qui doivent vous conduire au diagnostic. Les modifications qui peuvent se faire dans la partie

blessée peuvent changer son aspect, en rendre plus
difficile l'analyse des détails de la lésion. Le gon-
flement, les épanchements sanguins, la douleur
sont dans ce cas. La négligence du blessé ou de
son entourage peut faire que vous soyez appelés
tardivement ; c'est pourquoi il faut conseiller à
tous ceux qui peuvent avoir charge de blessés, et
à tous ceux qu'atteint un accident, de recourir *au
plus vite* à l'examen de l'homme de l'art. Tous les
ans, ne voyons-nous pas des luxations de l'épaule,
non réduites par suite du défaut d'examen en temps
utile par un praticien compétent. Ce matin même,
ne venons-nous pas de voir, dans le service, un
homme atteint de fracture grave du col du fémur,
resté sans soins pendant quinze jours à son domicile,
parce que *ses voisins lui avaient dit qu'il n'avait
qu'une foulure.*

Pour être *complet,* le diagnostic ne doit rien
laisser échapper, il doit analyser toutes les lésions
de tissus qui peuvent exister dans la région blessée :
os, muscles, tendons, nerfs, vaisseaux, organes
viscéraux, etc., etc. Car, constater la section d'un
nerf, d'un tendon, d'une artère, c'est reconnaître
une indication thérapeutique à remplir ; l'omettre
est une faute qui peut entraîner une imperfection
dans la guérison.

Quand plusieurs lésions existent sur un même
blessé à la suite d'un seul accident, il faut les reconnaître toutes. Il faut que l'investigation n'omette

rien, une omission par insuffisance d'examen peut avoir des conséquences fâcheuses. J'en voyais, il y a quelques mois, dans une expertise, un exemple intéressant. Un homme avait été projeté de sa voiture sur une route, il était tombé sur la tête. Le médecin appelé constate une large plaie de tête et lui applique un pansement soigné. Les jours suivants, le blessé se plaint avec insistance de ne pouvoir remuer la tête, ni tourner le col. Le médecin traitant n'examine pas et ne tient pas compte des plaintes du malade. Un autre, plus perspicace, est consulté par l'intéressé et reconnaît une lésion des vertèbres et des symptômes d'altérations de la moelle cervicale et des racines nerveuses du plexus brachial.

Nous lisions encore, il y a quelques jours, une observation dans laquelle un homme était tombé d'un échafaudage et s'était brisé les deux jambes ; la réduction et la contention furent faites correctement ; mais on s'aperçoit deux mois après qu'il avait en plus des fractures des deux calcanéums. Il a fallu plusieurs mois pour le remettre en état de marcher !

L'application rigoureuse de tous les modes d'exploration usités dans chaque région, et pour chaque organe ; l'étude des signes physiques et fonctionnels, le tout appuyé sur de solides connaissances anatomiques et physiologiques, voilà ce qui vous aidera à faire un diagnostic exact, rapide et complet.

Avez-vous des hésitations, la douleur, les mouvements ou les contractures défensives du blessé vous empêchent-ils d'arriver à une notion exacte des lésions ? N'hésitez pas à employer avec prudence l'anesthésie locale (lésions traumatiques de l'œil, de l'oreille, du nez) ou générale. Dans la même séance, il pourra alors vous arriver de reconnaître facilement une lésion et d'y porter immédiatement remède. C'est ce qui m'est arrivé souvent pour les luxations de la hanche ou de l'épaule.

Nous avons encore un moyen de diagnostic qui a pris, dans ces dernières années, une importance que quelques esprits ont semblé vouloir rendre prépondérante sur les autres modes de recherches cliniques : je veux parler de la *radiographie*. En vérité, elle permet, dans un grand nombre de cas, des constatations exactes et précises ; avec une habitude assez facile à acquérir, on arrive à savoir bien interpréter les tracés qu'elle nous donne. Elle permet de contrôler le résultat d'une réduction de luxation ou de fracture ; de trouver où est logé un projectile et quels sont les rapports des extrémités osseuses dans une fracture. Mais ne vous laissez pas éblouir et retenez bien pour guider votre pratique : qu'il faut, d'abord et avant tout, savoir faire un très bon examen clinique sans radioscopie et que celle-ci ne doit, dans la plupart des cas, que confirmer votre diagnostic ou en éclairer quelques points douteux. D'ailleurs, vous n'aurez pas toujours dans votre voiture de praticien un appareil à radiographie !

Vous avez fait le diagnostic de la ou des blessures résultant d'un accident, il faut *encore étudier le blessé*, c'est-à-dire le terrain où va évoluer la blessure.

L'âge, le sexe, la constitution ont leur importance. Mais surtout n'omettez pas de rechercher les états morbides antérieurs à l'accident : les diathèse, arthritique, tuberculeuse, herpétique ; les maladies générales comme l'alcoolisme, la glycosurie, le diabète, qui aggravent si souvent d'une manière parfois foudroyante et spécialement grave, les lésions en apparence les plus simples.

N'oubliez pas d'explorer l'état du cœur, des reins, du foie, dont le mauvais fonctionnement peut rendre funestes les complications infectieuses des plaies. Enfin tenez compte de l'état du système nerveux de certains blessés et défiez-vous des surprises que vous réserve l'hystéro-traumatisme.

Ce dernier chapitre de diagnostic, sur lequel je ne fais qu'attirer ici votre sagacité clinique, établit une transition toute naturelle entre le diagnostic et le pronostic des blessures et imprime souvent à ce dernier une orientation spéciale.

Savoir établir le *pronostic* exact et complet d'une blessure n'est pas toujours chose facile ; et cependant, Messieurs, c'est là l'objet des questions auxquelles vous aurez constamment à répondre dans votre pratique. Le blessé lui-même, ou sa famille, ou son patron, ou son assurance, vous demanderont dès votre première visite, si la blessure est grave, combien de temps demandera la guérison ? (Durée de l'incapacité temporaire de travail). On vous demandera encore si la guérison sera complète, s'il restera une infirmité et quelle sera son importance ?

Il vous faudra établir des certificats de blessure, des rapports, des procès-verbaux d'expertises, et vous n'aurez pour vous guider que votre science clinique, votre conscience et votre expérience de praticien.

Tous les éléments fournis par le diagnostic sont indispensables pour établir le pronostic.

Dans quelques cas, nous nous trouvons en présence de lésions graves, peut-être mortelles, le blessé est en état de collapsus ou de choc traumatique, nous constatons des signes d'anémie hémorragique dus à la section récente d'une grosse artère ou à une hémorragie profonde, il existe des signes de lésion du cœur, des viscères abdominaux ; le pronostic, toujours très grave, doit cependant être réservé, car vous savez ou vous saurez que, même dans des blessures d'une extrême gravité, des soins rapides et bien compris ont parfois donné des résultats inespérés.

D'autres fois, nous serons en présence de lésions plus ou moins facilement curables. Il n'y aura pas de plaie extérieure, donc moins de complications à craindre.

Ou il y aura une plaie plus ou moins étendue, là le pronostic variera suivant la profondeur, la multiplicité des organes atteints, nerfs, vaisseaux, tendons, os.

La plaie sera toute récente, fraîche, non infectée, elle pourra alors guérir par réunion immédiate et sans complications.

Ou bien, elle sera déjà infestée d'une manière probable ou certaine, alors vous devrez prévoir les complications septiques des plus simples aux plus graves. Vous devrez en avertir l'entourage du blessé, réserver votre pronostic.

Certaines plaies, souillées par la boue des rues, des cours de ferme, les déjections animales, vous inspireront la crainte d'une redoutable complication, j'ai dit le tétanos, et vous devrez savoir la prévenir.

Aussi, dans la pratique, quand vous aurez à établir le premier certificat de constat, n'omettez jamais d'écrire, après votre pronostic, ces deux mots : *à moins de complications possibles,* vous éviterez ainsi beaucoup de contestations.

D'autres fois, vous aurez affaire à des lésions *curables,* mais *au prix d'un sacrifice* plus ou moins étendu portant sur un membre ou une partie de membre, même sur plusieurs membres à la fois. Il y a indication d'amputer ou de réséquer.

Quand une portion de membre ne tient plus au reste de l'organisme que par un lambeau de peau ou quelques tendons étirés, la suppression d'emblée s'impose. Ou bien la portion de membre est irrévocablement perdue, mais l'état du choc traumatique est intense, la température est abaissée, la circulation générale est déprimée, il *faut retarder* l'intervention primitive et remonter les forces du blessé par des moyens appropriés si l'on veut s'assurer le succès.

Plus tard, les tentatives de conservation sont reconnues vaines, des complications graves menacent l'organisme tout entier, il faut faire la part du feu et pratiquer l'amputation secondaire pour sauver le blessé.

C'est là que je dois vous expliquer une expression dont vous ne comprenez pas encore toute la portée, ce que l'on doit entendre par *chirurgie conservatrice*.

Au dernier congrès français de chirurgie, un de nos distingués collègues de l'armée, le professeur Nimier (1), a lu un remarquable rapport dans lequel il met admirablement au point cette intéressante question. Grâce aux méthodes antiseptiques modernes, on a reculé de beaucoup les limites de la conservation des membres ; le nombre des ampu-

(1) *De la conservation dans le traitement du traumatisme des membres* Congrès français de chirurgie, octobre 1905.

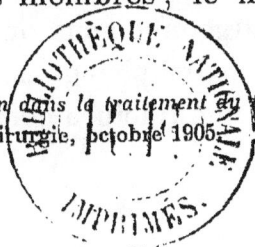

tations et des résections pour traumatisme a notablement diminué ; mais en voulant trop bien faire, en voulant conserver à outrance l'intégrité de l'individu, on est parfois arrivé à conserver un tronçon de membre inutile, douloureux et même nuisible. On a dû recourir à des amputations tardives et ainsi augmenter considérablement la durée de l'incapacité temporaire, sans pour cela diminuer la valeur de l'incapacité permanente, partielle ou totale, résultant de la blessure. C'est pourquoi il ne faut pas avoir pour but de conserver un membre quelconque, cicatrisé tant bien que mal, ankylosé en position vicieuse, impropre à tout service actif ; c'est de la mauvaise conservation. Il faut poursuivre un but plus élevé, obtenir la réparation anatomique et fonctionnelle, de façon à conserver un membre utile et apte au travail dans la plus grande mesure possible. Tel ouvrier pourra gagner sa vie avec une jambe de bois qui ne le pourrait avec un membre déformé, douloureux, atteint de troubles trophiques, récidivant constamment.

Combien de temps faut-il pour obtenir la guérison ? Quelle sera la durée de l'incapacité temporaire ? La réponse est variable pour chaque lésion. Une plaie simple, réunie par première intention, guérira en quelques jours ; plus longue sera la cicatrisation par bourgeonnement ou secondaire. Une plaie compliquée de lymphangites, de suppurations, de décollements, une fracture compliquée qui suppure seront beaucoup plus longues à guérir ; c'est pourquoi, je le répète encore, n'oubliez jamais la mention : *sauf complications possibles,* sur les certificats, rapports ou consultations écrites qu'on pourra vous demander.

Il faut, d'ailleurs, toujours tenir le plus grand compte de la différence qu'il y a entre la réparation anatomique et la réparation fonctionnelle, qui sont les deux éléments indissolubles de la guérison. La *réparation anatomique* se comprend d'elle-même, c'est l'ensemble des phénomènes qui se passent au niveau des tissus lésés pour en rétablir la continuité et les ramener à l'état normal *ad integrum,* ou au moins aussi normal que possible. Cette réparation a une durée variable pour les divers tissus, la peau se cicatrise plus vite que les os fracturés ne se consolident. Les tendons, les nerfs, les capsules articulaires demandent des temps variés pour rétablir leur continuité.

Mais une fois la réparation anatomique achevée, il reste au niveau de la peau des cicatrices dures et rétractiles, des roideurs dans les gaines tendineuses et dans les articulations, des atrophies musculaires plus ou moins marquées.

C'est quand tous ces troubles fonctionnels auront disparu, quand le membre sera apte à reprendre ses fonctions, quand la réparation des tissus sera complète ou incomplète, qu'arrivera la guérison. Telle sera ce que l'on appelle en terme légal, la *consolidation* de la blessure, nouveau terme que vous ne connaissez pas encore. Que signifie-t-il ? Quand le juge de paix vous demande : la blessure est-elle consolidée ? que devez-vous répondre ?

Le mot *consolidation* signifie l'état définitif de guérison au delà duquel il ne peut plus y avoir d'amélioration.

D'après tout ce que je viens de vous dire, la blessure peut être consolidée avec guérison anatomique et fonctionnelle *complète,* le blessé recouvre sa capacité normale. Il n'y aura point pour lui de diminution de salaire, et il n'aura droit à aucune indemnité en plus de celle que la loi lui accorde pour l'incapacité temporaire mesurée par le temps nécessaire à la guérison (demi-salaire).

Ou bien, la consolidation existera avec une guérison incomplète au point de vue anatomique et surtout fonctionnel.

Il en résultera une *incapacité permanente totale* ou *partielle* suivant que le blessé ne pourra plus exercer sa profession en aucune façon, ou qu'il pourra encore fournir une somme de travail équivalente à la moitié ou au quart de son travail habituel.

C'est encore vous, Messieurs, qui serez souvent appelés, comme experts, à indiquer le *quantum de l'incapacité.* Il faudra alors faire appel à vos connaissances des différentes professions, des efforts et des attitudes qu'elles demandent, de la force musculaire ou de l'habileté manuelle qu'elles réclament.

Tel accident d'un membre inférieur nuira peu au travail d'un horloger en chambre, tandis qu'il sera atteint d'incapacité s'il perd le pouce de la main droite. Un manœuvre pourra travailler avec un œil de moins, mais aura besoin de ses jambes et de ses deux bras. Pour vous éclairer afin d'établir l'évaluation des infirmités permanentes, vous pourrez consulter des tableaux, sortes de barèmes, établis dans différents recueils publiés surtout en France, en Belgique et en Allemagne. Vous y trouverez l'indication de la perte de capacité produite, dans chaque profession, par tel. ou tel genre de blessure (1).

N'oubliez pas d'ailleurs qu'il existe des cas douteux, dans lesquels votre décision et celle du tribunal compétent peuvent présenter des restrictions. Certaines lésions consolidées peuvent être suivies de complications tardives, d'aggravations qui peuvent faire diminuer la capacité professionnelle. Une fracture du crâne, guérie par exemple, peut être suivie d'accidents d'épilepsie jaksonienne, qui ne débutent qu'un an ou dix-huit mois après la guérison prononcée. Des troubles trophiques d'un moignon peuvent succéder à des lésions de troncs nerveux; le tabes, à des commotions encéphalo-médullaires en apparence guéries.

Dans d'autres cas, l'incapacité partielle s'amé-

(1) Voir : *Les accidents du travail,* par Georges Brouardel. Paris, Ballière, 1903.

liore par suite de l'exercice, de la volonté et de l'énergie du blessé ; alors l'incapacité est diminuée d'autant.

C'est pourquoi la loi prévoit la possibilité de la revision de ses arrêts pendant une période de *trois ans* à partir du jour où le jugement est prononcé. L'avenir apprendra si ce délai lui-même est toujours équitable et suffisant.

CHAPITRE II

Des premiers soins à donner aux blessés (1).

———

Je dois vous rappeler, Messieurs, au début de cet entretien, un principe que nous avons posé et qu'il faut graver dans vos esprits en caractères indélébiles, principe dont nous devons être les apôtres convaincus et infatigables : « De la rapidité et de la correction des premiers soins dépend, presque toujours, l'évolution ultérieure de la blessure ». Il faut y ajouter ce complément, dont la vérité nous est enseignée par la clinique de chaque jour : « Les plus petites blessures peuvent engendrer les plus graves complications ».

Vous me demanderez pourquoi j'ai fait cette restriction *presque toujours ?* Ces deux mots ont une grande importance clinique. En effet, malgré votre science, malgré vos efforts attentifs, malgré les soins dont vous entourerez vos blessés, vous aurez des insuccès contre lesquels vous serez désarmés. Ou bien vous serez appelés trop tard, par suite de cir-

(1) Leçon du mardi 21 novembre.

constances fortuites, de l'incurie du blessé ou de ceux qui l'entourent; des complications foudroyantes dans leur évolution empêcheront votre utile intervention. Ou bien vous aurez affaire à un mauvais terrain, à un sujet dont l'organisme, par suite de maladies antérieures, aura perdu sa résistance..

La blessure pourra réveiller et aggraver l'état morbide antérieur ou bien l'état morbide pourra aggraver la blessure. A mesure que vous avancerez dans vos études cliniques, ces notions, qui vous semblent aujourd'hui un peu abstraites, prendront dans votre esprit des figures plus précises.

Quoi qu'il en soit, les accidents et les blessures qui en résultent sont, dans la vie journalière, d'une extrême fréquence et peuvent nous atteindre dans toutes les circonstances de la vie. Qu'il me suffise de vous en ébaucher une courte classification que vous compléterez facilement. Les *moyens de transport,* chemins de fer, tramways, automobiles, cycles, voitures, navires, la marche même peuvent occasionner nombre de blessures.

Les grandes industries des métaux, de la pierre, du bois, les tissages, les mines ont leur long et funèbre martyrologue.

Les professions usuelles, comme celles des couvreurs, maçons, charpentiers, vous fournissent encore un contingent notable.

Tous les sports, la chasse entre autres, ont leurs blessés.

Je n'insiste pas; nous savons que tout accident,
toute blessure porte un préjudice plus ou moins
grand au blessé, quel qu'il soit, dans quelque situation sociale qu'il se trouve. La mort quelquefois, la
privation de l'usage des sens ou des membres et les
incapacités de toute nature qui en résultent, voilà
les conséquences.

C'est vous dire combien il est *nécessaire,* combien
il est *désirable* que la plus grande promptitude
soit apportée dans l'administration des premiers
secours.

L'accident produit une effraction plus ou moins
étendue des tissus, une plaie. Que ce soit une
piqûre d'épine, une fracture compliquée, le broie-
ment d'un membre, une plaie par arme à feu, ce
ne sont que des différences de degré. Il y a toujours
plaie, mise en communication des tissus avec les
agents extérieurs solides, liquides ou gazeux.

Or, *toute plaie, quelque minime qu'elle soit, est
une porte ouverte aux infections.*

Au moment même où la plaie se produit, elle peut
être contaminée primitivement par des agents infectieux avec lesquels elle se trouve en contact et qui
ont des origines variées. Et d'abord, la *peau* du
blessé est le plus souvent dans un état de propreté
douteuse; du fait de sa profession, elle est incrustée
de poussières plus ou moins septiques, de détritus
animaux ou végétaux. Ne serait-il pas désirable et
recommandable, à ce propos, de prescrire le lavage

des mains et de la face à tous les ouvriers dans toutes les industries ? Quel est le maître d'usine, quel est le patron, le chef de culture qui veille actuellement à l'hygiène et à la propreté des hommes qu'il a sous ses ordres ? Et cependant, que de maladies, que de complications de blessures seraient ainsi évitées. Il est des pays (États-Unis) où de vastes lavabos existent dans les usines, dans tous les ateliers, dans les grandes fermes. Pourquoi n'en serait-il pas de même chez nous ?

Les vêtements sont, eux aussi, contaminés, soit par la peau elle-même, soit par des agents extérieurs. Parmi ceux-ci, la poussière des routes (1), la boue des rues, le fumier des cours de ferme contiennent nombre de microbes d'une virulence variable. Le vibrion septique de Pasteur, les microcoques des suppurations, les streptocoques de l'érysipèle foisonnent dans les boues et les fumiers. Les microbes des septicémies gangréneuses, ceux du tétanos, anaérobies tous les deux, peuvent se cacher dans les anfractuosités d'une plaie, y pulluler à loisir à l'abri de l'air et de là étendre leurs ravages dans tout l'organisme. Un de nos collègues de la faculté des sciences, M. le Dr Joyeux-Laffuie, ne montrait-il pas, il y a quelques années, l'abondance du microbe de Kitisato (bacille du tétanos) dans la boue des rues de la ville de Caen ? Et pour ma

(1) Charles Krafft : *Revue médicale de la Suisse romande*, 20 nov. 1904.

part, j'ai appelé l'attention sur certaines localités tétanigènes (1) où la redoutable affection s'était montrée dans toutes les fermes, soit chez les animaux, soit chez l'homme.

D'autres conditions peuvent encore favoriser l'infection précoce des plaies. Ou bien un temps très long s'est écoulé entre le moment de l'accident et l'application des premiers secours.

Il n'est pas toujours facile d'avoir, immédiatement, un secours efficace ; si l'on s'habituait à considérer les accidents comme toujours possibles, si l'on avait appris qu'il est utile de toujours être muni de tout ce qui est le plus indispensable pour un premier secours, l'attente serait moins préjudiciable au blessé. Il aurait au moins un moyen de protéger provisoirement sa plaie contre les contaminations extérieures.

C'est à nous, Messieurs, de lutter contre la routine ; c'est à nous de faire l'éducation du public et de lui apprendre comment il peut se prémunir contre les complications des moindres traumatismes.

D'autres fois encore, ceux qui entourent le blessé, ceux même qui lui portent secours, sont la cause certaine de l'infection ou, au moins, contribuent à l'aggraver. Ou bien ils touchent la plaie avec leurs mains sans les avoir purifiées, ne fut-ce que par un léger savonnage. Ou bien ils appliquent sur

(1) Voir: *XVe congrès français de chirurgie*, p. 610. Paris, 1902.

cette plaie des linges de propreté suspecte, la nettoient avec une eau impure. Le professeur Terrier ne raconte-t-il pas, dans une leçon clinique en 1894, que, dans certains postes de secours, il avait vu traîner sur une planche une mauvaise cuvette, une éponge souillée de sang et de poussière, un brancard maculé de déjections mal nettoyées. Comment ne pas aggraver la situation des blessés avec de semblables moyens de secours ? Ne voyez-vous pas combien il serait utile que, dans tous les lieux où des accidents peuvent se produire, il se trouvât quelqu'un, contremaître, chef d'atelier, patron, maîtresse de ferme, etc., qui soit apte à donner convenablement les soins premiers en cas d'accident. Cette connaissance des premiers secours devrait faire partie des cours d'adultes dans les écoles primaires des campagnes et des villes, dans les compagnies de pompiers, d'agents de police, les gendarmeries, les chemins de fer.

Certaines plaies peuvent encore causer des accidents graves et parfois rapidement mortels. Je veux parler des plaies qui ont sectionné des vaisseaux plus ou moins importants et produisent ainsi des hémorragies graves. L'important, là, est encore la promptitude, mais aussi le savoir.

Chacun ne devrait-il pas savoir qu'un lien, ne fut-ce qu'un solide mouchoir de poche, placé à la racine d'un membre, ou à quelque distance au-dessus d'une plaie, et tordu à l'aide d'un bâton quelconque, peut suffire pour arrêter une hémorragie et empêcher la mort. C'est le garrot extemporané qu'on établit sur les champs de bataille avec le mouchoir du blessé et le fourreau de sa baïonnette.

Les accidents peuvent causer des traumatismes sans plaie extérieure et pour lesquels la rapidité des premiers secours est aussi désirable que pour les autres.

Les *contusions* plus ou moins étendues compliquées d'épanchements sanguins ou sérieux, quelquefois d'attritions graves des tissus, réclament les massages précoces, la compression ouatée régulière bien établie et ne pourront que s'aggraver par le retard.

Les *entorses articulaires* réclament un traitement immédiat et rapide.

Dans les *luxations,* le retard apporté à la réduction rend celle-ci plus difficile, peut même la rendre impossible. Nous en voyons presque tous les ans des exemples pour des luxations de l'épaule méconnues ou non réduites, soignées par des empiriques et quelquefois, avouons-le, par des médecins inattentifs. Ne soyez pas de ceux-là !

Les *fractures* réclament l'immobilisation du membre aussi parfaite que possible, pour pouvoir effectuer la relève du blessé et son transport dans les meilleures conditions. Les mouvements intempestifs, les secousses imprimées aux os brisés peuvent aggraver une fracture simple et quelquefois

3

même la transformer en fracture ouverte. Il en est de même si la réduction tarde trop à se faire, des saillies osseuses peuvent perforer la peau, distendue au niveau d'une fracture de la malléole interne avec abduction du pied ; ou encore la peau de la jambe dans les fractures très obliques du tibia.

Le but à poursuivre par tous les moyens en notre pouvoir est donc :

1° De préserver les plaies de l'infection ;

2° De remédier aux accidents rapidement mortels, hémorragies graves, choc traumatique ;

3° Empêcher l'aggravation des traumatismes par des premiers secours défectueux.

C'est ainsi, Messieurs, que l'on peut arriver à diminuer la gravité des blessures et, par suite, les risques de mortalité et d'infirmité temporaire ou permanente, partielle ou totale. Et c'est encore à nous praticiens, il faut le dire hautement, c'est grâce à nos efforts incessants vers une perfection plus grande dans l'application des secours, que tout blessé pourra voir s'améliorer son sort et aussi que les compagnies d'assurances verront leurs indemnités diminuées. Et néanmoins, nous les voyons lésiner quand il s'agit de rémunérer les soins médicaux et enrichir leurs actionnaires en économisant sur nos honoraires.

Bernacchi n'a-t-il pas montré par les chiffres suivants, la réalité de ce que j'avance.

En 1890, il relevait dans une région 483 accidents

du travail, 6 blessés succombèrent, 55 furent indemnisés par les compagnies d'assurances. En 1895, dans la même région où les prompts secours avaient été bien organisés, sur 1.182 accidents, il n'y eut qu'un seul décès, et seulement 40 indemnisés, 1 pour 6, au lieu de 1 pour 3.

Les compagnies d'assurances ne devraient-elles pas, en France, contribuer largement à l'organisation des prompts secours, toutes les industries, toutes les administrations urbaines ou rurales, les chefs d'agriculture, d'ateliers, d'exploitations quelconques, ne devraient-ils pas s'inquiéter d'avoir toujours à portée de leur main ce qui est nécessaire pour exécuter le secours immédiat. La connaissance des notions indispensables pour cela ne devrait-elle pas faire partie de l'instruction élémentaire de tout individu ?

Je n'ai, Messieurs, ni le temps ni la prétention de vous faire l'historique complet de *l'organisation des prompts secours* (1), car ce n'est pas d'aujourd'hui que, dans les grandes villes et les agglomérations ouvrières, on a cherché à la réaliser. C'est cependant, ne l'oubliez pas, c'est en France que nous voyons naître, avec l'idée, les premières organisations (2). Le 25 mars 1791, Cadet de Vaux,

(1) Voir : Grumberg : *De l'organisation des secours aux blessés.* Paris, Th. Doct, 1897. — Eyrand : *De l'organisation hospitalière du service des prompts secours.* Paris, Th. Doct, 1897.

(2) Littre, en 1715, avait déjà proposé d'organiser des secours pour les

membre de la municipalité de Paris, fit décréter
l'installation d'un poste à l'abbaye de Saint-Martin-
des-Champs, aujourd'hui Arts-et-Métiers, destiné
à assurer les « secours instantanés ».

Un an après, Dominique Larrey, au début d'une
carrière qui a illustré son nom et la chirurgie
militaire française, proposa hardiment une inno-
vation qui révolutionnait la pratique des champs de
bataille. Il organisa les premières ambulances
volantes destinées à secourir les blessés pendant le
combat.

Une longue période s'écoule sans que l'idée des
prompts secours soit de nouveau remise à l'étude.
En 1866, le Dr Voisin, médecin des hôpitaux de
Paris et de la préfecture de police, obtint la
création dans plusieurs postes de police, d'un poste
de secours. Plusieurs années après, à la suite d'un
rapport du Dr Vachtel sur les ambulances de New-
York, rapport examiné par une commission com-
posée (1881) de Vulpian, Legouest, Larrey et Ché-
reau, le conseil municipal de Paris, sous l'impulsion
de Levraud et de Bourneville, décida la création des
ambulances urbaines (1883).

Comment fonctionnent, en général, ces ambulances? Sans que je vous en fasse connaître tous les
détails, retenez ce qu'elles ont d'essentiel.

noyés, idée reprise par Petit en 1741 et réalisée par Pia en 1772, par
l'établissement des premiers postes de secours pour les noyés et les
asphyxiés.

Un local, convenablement aménagé, contenant tout ce qui est nécessaire pour les pansements ou les opérations d'urgence exigées par les traumatismes, est installé soit dans l'enceinte d'un hôpital préexistant, soit dans tout autre lieu indépendant d'un groupe hospitalier. C'est le *poste de secours*.

Ce poste est relié aux divers points de la ville, ou d'un de ses secteurs, si elle est très importante, comme Paris, Vienne, New-York, par un système d'avertisseurs, télégraphiques ou téléphoniques, assez analogues aux avertisseurs d'incendie. *Postes avertisseurs*.

Quand un appel est lancé, indiquant le lieu où se trouve le blessé, du poste de secours part une voiture d'ambulance (automobile s'il est possible) ou un brancard sur roues, second moyen très pratique dans une usine, par exemple.

Un praticien, interne du poste ou chirurgien de service, part avec la voiture ou le brancard, muni d'un sac ou d'une boîte d'ambulance contenant tout ce qui est nécessaire pour la relève du blessé et l'application d'un pansement d'urgence.

Le blessé, recueilli et pansé, est amené au poste de secours et là il subit tous les soins que nécessite son état; il peut ensuite être conduit ou dans un hôpital ou à son domicile, avec une fiche indicatrice qui devra renseigner le médecin ou le chirurgien traitants.

A Paris, le fonctionnement des ambulances

urbaines permet de secourir ainsi plus de 4.000 blessés par année.

Mais, Messieurs, ce qui est ainsi réalisé dans les grandes villes de France et maintenant de l'Europe et du monde entier ne devrait-il pas l'être partout où l'on peut avoir à soigner des accidents? Les chemins de fer, dans tous les trains circulant, ont une boîte de secours; mais contient-elle toujours les choses indispensables pour faire un bon pansement? Y a-t-il dans toute gare un poste de pansement d'importance proportionnée à la grandeur de la gare, à l'importance de son personnel ou de son mouvement de voyageurs? Y a-t-il, dans chaque train, un ou deux conducteurs capables d'appliquer un pansement d'urgence?

Dans tout établissement industriel, dans les usines, les exploitations de mines, carrières, etc., y a-t-il un *poste de secours?* Y a-t-il au moins une armoire, un petit local destiné à effectuer les premiers pansements? S'il n'y en a pas, pourquoi la loi d'hygiène publique, pourquoi les compagnies d'assurances accidents ne les rendent-elles pas obligatoires et n'en favorisent-elles pas l'organisation?

Dans un atelier agricole desservant les machines à battre, qui sont si souvent cause d'accidents graves, pourquoi n'y a-t-il pas une boîte de secours et pourquoi n'exige-t-on pas de celui qui conduit la machine les notions nécessaires pour savoir faire un premier pansement?

Et je vais encore plus loin, Messieurs, au risque d'être traité d'utopiste, pourquoi chaque particulier qui voyage, chaque ouvrier, chaque chasseur, chaque cycliste, etc., ne porte-t-il pas sur lui, comme le font les soldats de toutes les armées, un *paquet de pansement individuel,* dont le médecin lui aura appris l'usage?

Soyez bien persuadés, Messieurs, comme l'expérience de chaque jour le démontre, que, si l'on s'efforçait de remédier à tous ces desiderata, la gravité des blessures serait de beaucoup diminuée, et que nombre de complications seraient évitées.

Non seulement il faut de la promptitude dans l'administration des premiers secours, mais encore il faut qu'ils soient convenablement, correctement appliqués. Il m'est impossible de vous dire ce qu'il y a à faire dans chaque cas particulier; peu à peu, j'aurai à vous l'apprendre, suivant les hasards de la clinique journalière; mais, au moins, je dois vous tracer les grandes lignes de votre pratique. Vous pourrez, en plus, consulter de nombreux manuels sur ce sujet (1).

L'accident a causé une blessure sans plaie extérieure, une fracture, une luxation, une entorse. Il faut d'abord mettre à découvert la région blessée,

---

(1) Tous les traités de petite chirurgie ; — le *Manuel des premiers secours,* du Dr Le Page. Orléans ; — *Les premiers soins à donner en cas d'accidents subits,* de Von Esmark. (Édition française, 1902.)

sans lui imprimer de secousses ou de mouvements inutiles. Découdre les vêtements, les sectionner est l'affaire d'un instant. Il faut ensuite fixer le membre brisé, le mettre dans une bonne attitude, afin de pouvoir transporter le patient sans aggraver le mal et le remettre au plus tôt entre les mains du médecin. C'est à celui-ci de faire le diagnostic exact et d'employer au plus tôt les moyens nécessaires pour conduire le blessé à la guérison. Manœuvres de réduction des luxations, de coaptation des fractures; application des appareils de contention, tel est le programme qu'il doit remplir, en ayant toujours pour objectif le prompt rétablissement anatomique et fonctionnel de la région blessée.

Il est une manœuvre thérapeutique sur laquelle je dois, dès maintenant, appeler votre attention, je veux parler du *massage primitif* des membres atteints de contusions, de luxations, d'entorses ou de fractures. La thérapeutique chirurgicale moderne a remis en honneur, sous l'impulsion du professeur Léon Lefort et de Lucas-Championnière, cette pratique que je vous apprendrai à bien connaître dans ses indications et sa technique pour chaque cas particulier. Mais je tiens surtout à vous le dire, c'est vous qui devez pratiquer ce massage; il ne faut pas vous contenter de l'indiquer à l'entourage du blessé, il faut le faire vous-mêmes, car vous seuls êtes aptes à en contrôler l'utilité et les résultats. Vous rencontrerez des professionnels qui s'efforceront de vous supplanter auprès des malades, des masseurs de profession. N'accordez votre confiance qu'à ceux qui justifieront de connaissances anatomiques et physiologiques suffisantes. Le masseur ne doit agir que d'après les indications du médecin et sous le contrôle de celui-ci. L'idéal serait que le masseur fût médecin lui-même !

Quand l'accident a produit une *plaie,* que celle-ci soit petite ou grande, simple ou compliquée, vous devrez toujours appliquer, le plus rigoureusement possible, les principes de l'*asepsie* et de l'*antisepsie.*

La plaie est *petite* et *superficielle,* siège à la face, à la tête ou aux extrémités. La région doit être nettoyée immédiatement à l'eau chaude bouillie et au savon, avec un liquide antiseptique si l'on en possède ; les poils, s'il y en a, doivent être soigneusement coupés. Ne peut-on faire ce nettoyage ? protégez au moins la plaie avec un linge propre lessivé ; si vous n'en avez pas, laissez-la plutôt à l'air libre, et le médecin fera le nécessaire au plus vite. C'est pour ces petites plaies du travail, de l'atelier, que le poste de secours serait important et qu'un pansement immédiat bien fait empêcherait la production des infections qui obligent quelquefois à sacrifier un doigt, une main ou une jambe. C'est là aussi que se révèle l'utilité du *paquet individuel de pansement,* qui permet de protéger la plaie, de mettre à son contact une gaze aseptique ou des substances

qui peuvent combattre l'infection primitive, telles
que la poudre d'iodoforme, le glutol, le traumatol,
etc., et tant d'autres, dont nous n'avons que le
choix et parmi lesquelles je dois vous signaler le
perborate de soude, qui produit l'oxygène à l'état
naissant, et le sérum antitetanique en poudre, dont
Calmettes, du laboratoire de l'Institut Pasteur de
Lille, a démontré l'efficacité préventive.

Une grande plaie, une fracture compliquée avec
large déchirure des parties molles viennent d'être
produites par un accident. Il y a hémorragie grave ;
aussitôt tout assistant devrait savoir comprimer le
membre au-dessus de la plaie ou à sa racine, et, à
l'aide d'un lien circulaire fortement serré, arrêter
l'hémorragie menaçante. C'est dans ce but que l'on
fait connaître dans tous les cours des sociétés de
secours aux blessés le trajet des principales artères.
C'est encore là que les éléments d'un pansement
occlusif provisoire seraient utiles en attendant l'arri-
vée du médecin. C'est là qu'un homme ou une
femme instruits et exercés pourraient utilement pré-
parer la tâche de celui-ci en aseptisant la région
blessée et son entourage, en remontant, s'il est
nécessaire, les forces du blessé, en luttant contre le
choc traumatique à l'aide de frictions sèches, d'affu-
sions chaudes, d'injections sous-cutanées d'éther
ou simplement de bonne eau-de-vie, si l'on n'a pas
autre chose.

Le chirurgien arrive, il fait alors la désinfection

du foyer, ouvre largement ses anfractuosités et se met ainsi en garde contre la rétention des éléments infectieux, des microbes pathogènes, agents des gangrènes foudroyantes. C'est lui aussi qui, dès ce moment, restaure, s'il est possible, les os brisés (sutures osseuses), les nerfs, les tendons et les muscles sectionnés; il fait les ligatures ou les sutures de vaisseaux suivant qu'il juge de leur opportunité.

C'est là encore le moment où, guidé par son expérience, il juge de l'utilité des amputations ou des résections primitives ou retardées.

Je dois encore, en terminant, appeler votre attention sur les plaies viscérales ou cavitaires, c'est-à-dire les plaies qui intéressent un ou plusieurs organes de la cavité thoracique ou abdominale. Vous apprendrez à connaître la symptômatologie spéciale pour chacune d'elles. Vous apprendrez, et nous étudierons suivant les occasions, les indications thérapeutiques si précises qu'elles comportent. Vous verrez que, dans ces cas, d'un pronostic presque toujours fatal, c'est encore par la promptitude de l'intervention et un sang-froid sans défaillance que vous pourrez arracher un blessé à la mort. La suture des plaies du cœur, de la rate, du foie, de l'intestin, de la vessie, vous en fournit des exemples.

Je me plais à espérer, Messieurs, que ces principes, que je me suis efforcé d'imprimer dans vos jeunes intelligences, vous resteront; qu'ils seront l'objet de vos réflexions et la règle de votre conduite, et qu'ainsi, ils feront de vous des praticiens éclairés et utiles à vos concitoyens.

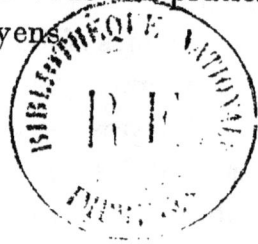

TABLE ANALYTIQUE

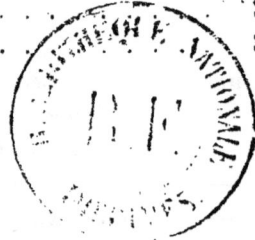

———•✄•———

Caen. — Impr. H. Delesques, rue Demolombe, 34.